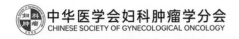

中华医学会妇科肿瘤学分会
CHINESE SOCIETY OF GYNECOLOGICAL ONCOLOGY

PARP 抑制剂治疗卵巢癌患者指南

主审　马　丁

U0227346

主编　张　瑜　孔北华　向　阳

科学技术文献出版社
SCIENTIFIC AND TECHNICAL DOCUMENTATION PRESS
·北京·

图书在版编目（CIP）数据

PARP抑制剂治疗卵巢癌患者指南 / 张瑜，孔北华，向阳主编. —北京：科学技术文献出版社，2023.5
ISBN 978-7-5235-0242-6

Ⅰ.① P… Ⅱ.①张… ②孔… ③向… Ⅲ.①卵巢癌—药物疗法—指南 Ⅳ.① R737.315.3–62

中国国家版本馆 CIP 数据核字（2023）第 080389 号

PARP抑制剂治疗卵巢癌患者指南

策划编辑：付秋玲	责任编辑：郭 蓉 何惠子	责任校对：张永霞 责任出版：张志平

出 版 者　科学技术文献出版社
地　　址　北京市复兴路15号　邮编100038
编 务 部　（010）58882938，58882087（传真）
发 行 部　（010）58882868，58882870（传真）
邮 购 部　（010）58882873
官 方 网 址　www.stdp.com.cn
发 行 者　科学技术文献出版社发行　全国各地新华书店经销
印 刷 者　北京地大彩印有限公司
版　　次　2023 年 5 月第 1 版　2023 年 5 月第 1 次印刷
开　　本　787×1092　1/32
字　　数　29千
印　　张　2
书　　号　ISBN 978-7-5235-0242-6
定　　价　30.00元

主　审：马　丁　华中科技大学同济医学院附属同济医院

主　编：张　瑜　中南大学湘雅医院

　　　　孔北华　山东大学齐鲁医院

　　　　向　阳　中国医学科学院北京协和医院

指南专家组成员（按姓氏笔画排序）：

王新宇　浙江大学医学院附属第一医院

刘继红　中山大学肿瘤防治中心

李　宁　中国医学科学院肿瘤医院

宋　坤　山东大学齐鲁医院

张国楠　四川省肿瘤医院

高庆蕾　华中科技大学同济医学院附属同济医院

黄　鹤　中山大学肿瘤防治中心

崔　恒　北京大学人民医院

鹿　欣　复旦大学附属妇产科医院

梁志清　陆军军医大学第一附属医院

中华医学会 妇科肿瘤学分会

全国医疗卫生行业公认的权威性妇科肿瘤学术组织，致力于推动中国妇科肿瘤诊治规范化和妇科肿瘤临床研究，为中国妇科肿瘤患者的健康保驾护航

卵巢癌 PARP 抑制剂 临床应用指南

- 基于最新的临床研究数据和丰富的临床实践经验制定
- 推荐级别由中华医学会妇科肿瘤学分会的专家充分讨论和投票表决
- 为中国妇科肿瘤医务工作者提供 PARP 抑制剂临床实践的参考准则

PARP 抑制剂治疗 卵巢癌患者指南

- 为卵巢癌患者及其家属提供简明、便捷、科学的信息
- 解答患者服用 PARP 抑制剂过程中的常见问题，帮助患者合理用药
- 改善卵巢癌患者预后，提高生存质量

中华医学会妇科
肿瘤学分会

如需了解更多信息，请扫描左侧二维码，关注中华医学会妇科肿瘤学分会公众号

前言

卵巢是女性的性腺器官，位于子宫左右两侧，产生和排出卵子并且分泌女性激素，具有生殖和内分泌双重功能。卵巢体积虽小，只有 3 cm×2 cm×1 cm 大小，但却是体内发生肿瘤类型最多的器官。卵巢肿瘤有良、恶性之分，良性肿瘤经手术治疗后即可治愈，而恶性肿瘤除非早期发现，多数晚期患者治疗后容易复发，难以完全治愈。卵巢恶性肿瘤，即卵巢癌，患者出现症状就诊时多为晚期，这是因为卵巢位于盆腔深部，发病隐匿，临床上缺乏实用的早期诊断手段。卵巢癌好发于 50～65 岁女性，散发性患者病因不明，部分患者发病与遗传有关。确诊卵巢癌应依据病理组织学检查。

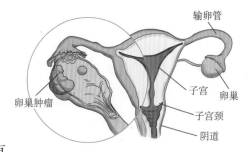

卵巢及卵巢肿瘤

卵巢癌的首选治疗模式：评估病情后先进行手术治疗，通过手术尽可能切除肉眼所见的肿瘤病灶；手术后大部分患者需要接受辅助性化学治疗，简称化疗，用于杀灭手术中肉眼不可见的残存肿瘤细胞。除此之外，如果患者在初次诊疗时已发生肿瘤的广泛转移，或者合并有严重基础疾病无法耐受手术，可以在手术前先进行化疗，称为新辅助化疗，这样可以缩小肿瘤病灶，为后续手术治疗创造条件。卵巢癌化疗标准方案是以铂类药物为基础的联合化疗，一般首选铂类联合紫杉类药物，化疗周期数根据手术病理分期、病理类型和疗效可有所不同，但多数患者应用 6 个周期后结束化疗。

化疗后病情缓解者，既往采用观察随访，但近年来研究发现应用靶向药物维持治疗可降低卵巢癌复发风险，延长生存时间。应用抗血管生成药物贝伐珠单抗的维持治疗，可延长患者无复发的生存时间，但获益程度有限，目前这种治疗主要用于高复发风险患者。

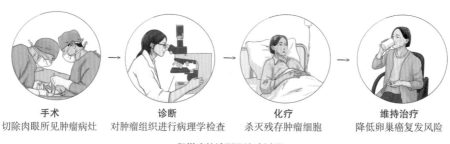

手术	诊断	化疗	维持治疗
切除肉眼所见肿瘤病灶	对肿瘤组织进行病理学检查	杀灭残存肿瘤细胞	降低卵巢癌复发风险

卵巢癌的诊断及治疗过程

近年来，多腺苷二磷酸核糖聚合酶 [poly（ADP-ribose）polymerase，PARP] 抑制剂的问世改变了卵巢癌的治疗模式，是卵巢癌治疗史上里程碑式的革命性药物，使维持治疗成为卵巢癌综合治疗长期管理不可或缺的重要组成部分。目前，中国国家药品监督管理局（National Medical Products Administration，NMPA）已批准 4 种 PARP 抑制剂临床应用，越来越多的卵巢癌患者从 PARP 抑制剂的维持治疗中显著获益。本指南从患者的角度出发，以中华医学会妇科肿瘤学分会发布的《卵巢癌 PARP 抑制剂临床应用指南（2022 版）》为依据，针对我国卵巢癌患者用药过程中常见的问题，提供简明便捷的解答，帮助患者合理用药，旨在改善卵巢癌患者预后的同时提高患者生活质量。

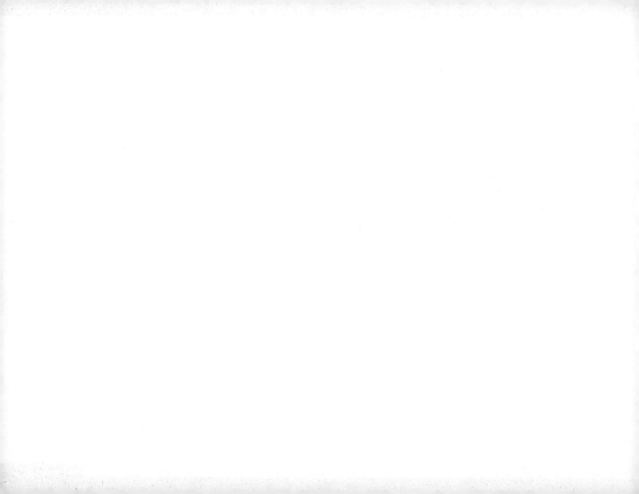

目 录 》

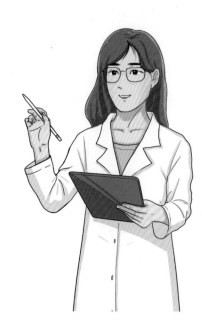

1 什么是 PARP 抑制剂 〉〉

  手术后的化疗是杀伤体内残留卵巢癌细胞的有效手段，然而癌细胞也极其聪明，想尽一切办法借助同源重组修复（homologous recombination repair，HRR）通路来寻求生机、死灰复燃。好在约 1/2 的卵巢癌患者存在同源重组缺陷（homologous recombination deficiency，HRD），约 1/4 的患者有 HRR 通路上最重要的基因——乳腺癌易感基因（*breast cancer susceptibility gene*，*BRCA*）突变，这些都为 PARP 抑制剂的治疗带来了绝佳的机会。目前，中国国家药品监督管理局已批准 4 款 PARP 抑制剂（奥拉帕利、尼拉帕利、氟唑帕利和帕米帕利）治疗上皮性卵巢癌、输卵管癌及原发性腹膜癌。此外，还有卢卡帕利、维利帕利、他拉唑帕尼等 PARP 抑制剂在国外获批适应证。

  临床应用 PARP 抑制剂的最佳时机是在化疗取得良好效果后，此时可发挥最大作用。长期、持续性地服用 PARP 抑制剂能够抑制或延缓卵巢癌的复发和进展，而这种获益在 *BRCA* 基因突变或 HRD 的患

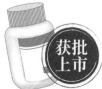

者中尤为明显。这其中的原理就好比将细胞视为一张有 4 条腿的桌子，在 HRR 通路正常的细胞中，给予 PARP 抑制剂打断其中一条腿，桌子还有 3 条腿，可以勉强立得住；而在 *BRCA* 基因突变或者 HRD 的肿瘤细胞中，由于 HRR 通路被阻断，桌子只有 3 条腿，此时如果给予 PARP 抑制剂再打断一条腿，桌子就立不住了，即最终导致肿瘤细胞死亡。

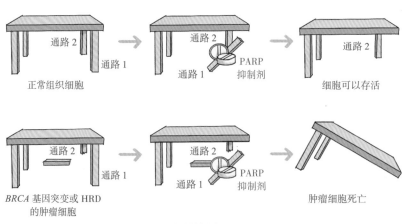

PARP 抑制剂的作用原理

PARP 抑制剂适用范围 >>

PARP 抑制剂主要应用于卵巢癌患者的维持治疗。医生将根据患者手术后的化疗效果、基因检测结果和药物耐受程度等来制定具体方案。

一线维持治疗

晚期卵巢癌患者，完成手术和化疗后，可以考虑应用 PARP 抑制剂进行维持治疗，降低癌症复发的风险，延长总生存期。其中，有 *BRCA* 基因突变的患者获益更大，因此建议每一位卵巢癌患者均进行基因检查。

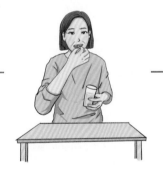

PARP 抑制剂用于一线维持治疗的推荐

基因检测结果	初始化疗未联合使用贝伐珠单抗	初始化疗联合使用贝伐珠单抗
BRCA1/2 基因突变	◆ 奥拉帕利（1 类） ◆ 尼拉帕利（1 类）	◆ 奥拉帕利 + 贝伐珠单抗（1 类） ◆ 尼拉帕利 + 贝伐珠单抗（2A 类） ◆ 奥拉帕利或尼拉帕利（2A 类）
BRCA1/2 野生型 HRD 阳性	◆ 尼拉帕利（1 类） ◆ 奥拉帕利（2B 类）	◆ 奥拉帕利 + 贝伐珠单抗（1 类） ◆ 尼拉帕利 + 贝伐珠单抗（2A 类） ◆ 尼拉帕利（2A 类） ◆ 奥拉帕利（2B 类）
BRCA1/2 野生型 HRD 阴性	◆ 尼拉帕利（2A 类）	◆ 尼拉帕利 + 贝伐珠单抗（2B 类） ◆ 尼拉帕利（2B 类）

注 以上推荐基于《卵巢癌 PARP 抑制剂临床应用指南（2022 版）》，"1 类""2A 类""2B 类"代表了针对该治疗方案的不同推荐强度，由专家投票决定。1 类推荐：临床研究证据充分，专家意见高度一致；2A 类推荐：临床研究证据不充分，但专家意见高度一致，或临床研究证据充分，专家意见基本一致；2B 类推荐：临床研究证据不充分，专家意见基本一致，或临床研究证据充分，但专家意见存在争议。

复发卵巢癌的维持治疗

如果患者经含铂类的化疗药物治疗结束后 6 个月及以上出现复发，则认为是"对铂类药物敏感"的。这意味着含铂类的化疗药物对该患者有良好的疗效，通常仍推荐以这类药物为主继续化疗。如果患者既往未使用过 PARP 抑制剂，无论有没有 *BRCA* 基因突变，在经过化疗病情缓解后都可以考虑应用 PARP 抑制剂进行维持治疗。可用于该情况的 PARP 抑制剂包括：奥拉帕利、尼拉帕利和氟唑帕利。其中，携带 *BRCA* 基因突变的患者获益更明显。

复发卵巢癌的后线治疗

卵巢癌极易复发，如果患者已经接受过至少两个轮次的化疗，可能会对药物不敏感，需要与医生讨论最适合的个体化治疗方案，咨询可以参加的临床研究。如果患者不能耐受化疗药物的不良反应，可以考虑采用 PARP 抑制剂进行后续的治疗。

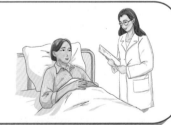

3 PARP 抑制剂使用前的注意事项 ▶▶

在使用 PARP 抑制剂前，医生需要了解卵巢癌患者的治疗情况，以明确其是否具有应用 PARP 抑制剂的指征。另外，还需要患者完成相应的检查，评估其能否耐受这类药物的不良反应。在结合详细的病史和全面检查结果的基础上，医生尽最大努力为患者制定合理、有效、安全的治疗方案和随访计划。

关键诊疗史

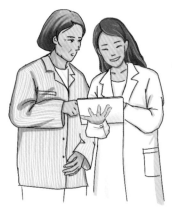

1. 卵巢癌相关诊疗史

多项研究已证实 PARP 抑制剂治疗卵巢癌的疗效很好，但并非所有的卵巢癌患者都适用。另外，不同 PARP 抑制剂获批的适应证也不同，因此使用前医生需充分了解卵巢癌患者的相关病史和治疗情况，以判断其是否适合应用 PARP 抑制剂。

（1）病理类型、组织学分级和分期

卵巢癌包括多种病理类型，常见的有浆液性癌、子宫内膜样癌等。组织学分级是指肿瘤的恶性程度，高级别（或称为低分化）的肿瘤恶性程度高，低级别（或称高分化）的肿瘤恶性程度相对较低。通常情况下，与低级别肿瘤相比，高级别的肿瘤发展更快、预后更差。分期反映的是肿瘤的扩散范围，分为 I ～ IV期，分期的数值越高，意味着肿瘤扩散的范围越大，治疗效果越差。这些信息在手术病理报告上都有体现。

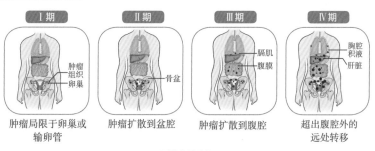

I 期	II 期	III 期	IV 期
肿瘤局限于卵巢或输卵管	肿瘤扩散到盆腔	肿瘤扩散到腹腔	超出腹腔外的远处转移

卵巢癌的分期

（2）既往治疗经过

患者需提供既往针对卵巢癌的详细治疗史，包括手术时间、范围等；接受过化疗的时间、方案、周期数，化疗后的疗效如何，化疗期间是否联合贝伐珠单抗；既往是否接受过 PARP 抑制剂治疗；既往曾接受的其他治疗，如免疫治疗等。除此之外，患者还需要提供既往治疗时的严重不良反应情况，以便医生评估后续治疗带来的不良反应风险。

2. 其他疾病史

PARP 抑制剂有一定的不良反应，因此既往有某些疾病，且未得到有效控制的患者需谨慎服用。这些疾病包括但不限于以下情况：肝脏和肾脏疾病；心血管疾病，包括高血压和心律失常等；肺部或呼吸道相关疾病；血液系统疾病。

3. 合并用药

多种药物同时服用可能会发生药物 - 药物相互作用（drug-drug interaction，DDI），可能影响药物的疗效，也可能引起不良反应。如果同时服用的药物代谢途径相同或类似，更易出现药物相互作用。不同 PARP 抑制剂的代谢途径不同，患者要充分告知医生自己正在服用的所有药物，包括处方药物和非处方药物（如维生素和中药），帮助医生选择合适的 PARP 抑制剂及决定是否需要调整服药剂量。

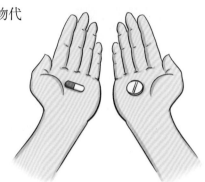

用药前的检查

除告知医生相关病史外，用药前还需一些必要的检查，包括卵巢癌的相关检查，以了解目前肿瘤情况，同时作为服药前的基线情况，为评估后续疗效提供客观依据。另外，要进行一些常规检查，充分了解其他脏器功能是否合适使用 PARP 抑制剂；基因检测也是指导用药的重要依据。

1. 卵巢癌相关检查

（1）影像学评估

常用检查手段有盆腔／腹部／胸部增强 CT，必要时结合磁共振成像（MRI）或 PET/CT。有其他部位转移者，如颈部淋巴结转移、脑转移或骨转移，需加做颈部和头部 CT 或骨扫描等相应的检查。影像学检查是非常必要的基线检查，是后续评价治疗效果的重要依据。

（2）血液肿瘤标志物

血清 CA125 是卵巢癌诊治过程中最常用的肿瘤标志物，其升高或降低与疗效有一定的相关性，可以辅助医生评价疗效。

2. 其他相关检查

如血常规、肝肾功能、凝血功能、血糖、血脂、心电图等，这些检查主要评估患者目前主要脏器的功能，协助医生判断患者能否耐受 PARP 抑制剂治疗。必要时还需要进行血管超声、超声心动、肺功能等检查。

3. 基因检测及意义

BRCA1/2 基因突变或 HRD 是目前常用的预测 PARP 抑制剂疗效的生物标志物，为医生判断用药的获益和风险提供重要依据。▲多项高级别研究结果显示，PARP 抑制剂疗效在 *BRCA* 基因突变人群获益最大，HRD 阳性 /*BRCA* 野生型人群次之，HRD 阴性人群获益较小。

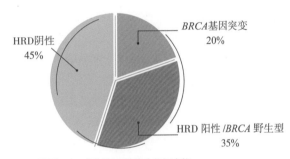

预测 PARP 抑制剂疗效的生物标志物

了解 *BRCA* 基因和 HRD 状态，有助于选择不同种类的 PARP 抑制剂，预测 PARP 抑制剂疗效及判断患者预后；另外，还可以评估患者亲属患卵巢癌、乳腺癌等恶性肿瘤的遗传风险。▲因此，建议上皮性卵巢癌患者（不包括黏液癌）均行 *BRCA1/2* 基因突变检测。

（1）*BRCA1/2* 基因突变检测

BRCA 是重要的抑癌基因，在 DNA 双链断裂修复中起重要作用，包括 *BRCA1* 和 *BRCA2* 两个基因。突变分为胚系突变和体细胞突变。胚系突变起源于生殖细胞，存在于人体的每一个细胞中，具有遗传性，一般使用血液、唾液或口腔拭子等样本检测。体细胞突变仅存在于肿瘤细胞中。通常对手术或穿刺获得的肿瘤组织标本进行 *BRCA1/2* 基因突变检测，如有突变再通过对血液、唾液或者口腔拭子标本的检测区分是否为胚系突变。如果仅对血液、唾液或口腔拭子进行 *BRCA1/2* 基因突变检测，可能会漏掉体细胞突变。无论胚系突变还是体细胞突变都提示很可能对 PARP 抑制剂治疗有效。

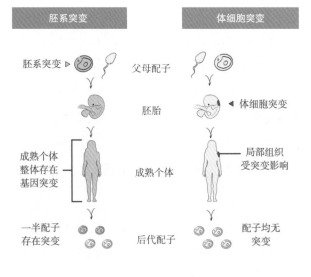

BRCA 胚系突变与体细胞突变

（2）HRD 检测

除 *BRCA* 基因外，参与同源重组修复通路的其他基因在表达的各个环节出现异常，最终也可导致 HRD。HRD 检测需要肿瘤组织样本和配对的血液样本。目前，全球范围内仅 2 种 HRD 检测方法在大型临床研究中得到验证，并已得到美国食品药品管理局（Food and Drug Administration，FDA）的批准。国内 HRD 检测产品正在研发过程中。

PARP 抑制剂已经成为卵巢癌治疗中非常重要的一类药物，但是有其相应的适应证，并不是所有卵巢癌、在任何治疗阶段都可以使用。在用药之前应与医生充分沟通、全面评估后，才能做出合理的判断，使患者从 PARP 抑制剂治疗中获益，同时避免严重的药物不良反应。

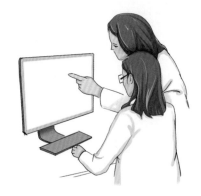

PARP 抑制剂使用时的注意事项 〉〉

PARP 抑制剂不良反应及处理

1. 一般特点

在 PARP 抑制剂用药过程中，大部分患者会出现不同程度的不良反应。常见的不良反应包括血液学不良反应（贫血、中性粒细胞减少、血小板减少等）、消化道不良反应（恶心、呕吐等）和疲乏，一般而言有以下特点。

1. ◆ 不良反应以轻度或中度为主，大部分患者的耐受性高于化疗，可长期用药维持治疗。

2. ◆ 大部分不良反应出现在服药前期（前 3 个月），随着用药时间的逐渐延长，不良反应的程度逐渐减弱，大部分患者可耐受。

3. ◆ PARP 抑制剂的不良反应呈现剂量相关性，大部分不良反应通过减量、对症治疗等方法可控制。

4. ◆ 血液学、胃肠道不良反应及疲劳最常见；血液学不良反应是调整药物剂量、中断和停止用药的主要原因。

5. ◆ 用药过程中需要定期监测，及时发现不良反应，在医生指引下进行处理，必要时减量或停药，通过合理的用药管理更好地进行维持治疗。

2. 不良反应分级及处理

患者在用药过程中如出现不良反应，医生会根据不良反应的严重程度进行分级和相应处理。

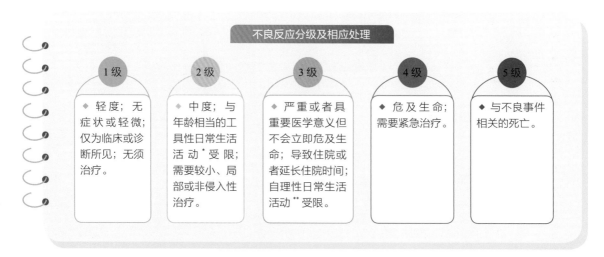

不良反应分级及相应处理

1级
◆ 轻度；无症状或轻微；仅为临床或诊断所见；无须治疗。

2级
◆ 中度；与年龄相当的工具性日常生活活动*受限；需要较小、局部或非侵入性治疗。

3级
◆ 严重或者具重要医学意义但不会立即危及生命；导致住院或者延长住院时间；自理性日常生活活动**受限。

4级
◆ 危及生命；需要紧急治疗。

5级
◆ 与不良事件相关的死亡。

注 以上分级标准基于美国国家癌症研究院制定的通用不良事件术语标准（common terminology criteria for adverse events，CTCAE）。*工具性日常生活活动指做饭、购买杂货或衣服、使用电话、理财等；**自理性日常生活活动指洗澡、穿衣和脱衣、进食、如厕、服用药物，而不是卧床不起。

用药过程中需要定期监测，及时发现及处理相关不良反应，以减少药物中断、减量或停用，更好地进行维持治疗。

定期监测

◆ 全血细胞计数（血常规）：服药期间每月检查血常规，并建议在开始用药的第 1 个月内，以及减量、暂停用药恢复用药的第 1 个月内，每周检查血常规。

◆ 症状观察：恶心、呕吐、便秘、腹泻等消化道症状以及疲劳，是用药中常见不良反应，积极处理将有助于维持治疗更好地进行。

◆ 血压监测：定期血压监测，特别是合并使用贝伐珠单抗等药物的患者，高血压发生率将大幅上升，需要更加密切进行血压监测。

不良反应处理原则

PARP 抑制剂是需要在医生指导下使用的药物，患者可能无法更好地区分由药物、肿瘤进展或其他原因引起的不良反应。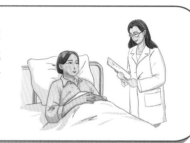因此如出现不良反应，尤其是 3 级以上不良反应，需要在医生指导下进行不良反应的管理。

1. 血液学不良反应处理原则

血液学不良反应是 PARP 抑制剂使用期间最常见的不良反应，主要包括贫血、血小板减少、中性粒细胞减少。

(1) 贫血

不良反应	用药建议	处理建议	生活建议
1～2级：血红蛋白水平降至 80～100 g/L。	◆ 可在监测血常规的情况下继续使用 PARP 抑制剂。	◆ 定期监测血常规。 ◆ 对缺铁、叶酸缺乏的患者，可补充铁剂和叶酸补充剂。	1. 可适当补充富含铁及维生素 C 的食物，如绿叶菜（芹菜、菠菜、油菜等）、肉类及海产品（猪肝、猪肉、鱼肉等）、鸡蛋、坚果、干果（如红枣）、豆类等。 2. 餐后可适当进食水果，水果中含有丰富的维生素 C 和果酸，能促进铁的吸收。 3. 餐后不宜饮用浓茶、咖啡，因为铁与茶中的鞣酸结合生成沉淀，影响铁的吸收。
3～4级：血红蛋白水平 < 80 g/L。	◆ 及时就医，暂停使用 PARP 抑制剂，治疗待血红蛋白水平恢复至≥ 90 g/L 后，恢复 PARP 抑制剂使用时下调一个剂量水平（不同药物有所区别，在医生指导下用药），恢复用药后每周监测血红蛋白水平至平稳。	◆ 对于出现贫血症状的患者，必要时采用红细胞输注治疗。	
如果停药较长时间（超过 28 天）血红蛋白仍未能恢复至可用药水平，或减量至最低剂量仍再次发生血红蛋白降至 80 g/L 以下。	◆ 应停止用药。		

（2）血小板减少

不良反应	用药建议	处理建议	生活建议
1～2级：血小板计数降至（50～100）×10⁹/L。	◆ 及时就医，可在监测血常规的情况下继续使用 PARP 抑制剂。	◆ 定期监测血常规； ◆ 接受升血小板药物治疗。	1. 注意观察有无皮肤出血点、紫癜、牙龈出血、流鼻血、柏油样便、黑便等出血症状，症状严重或明显加重者应及时就医。 2. 出现急性出血症状应及时就医。 3. 行动轻缓，避免磕碰。 4. 宜食用细软、易消化的食物，如有消化道出血，应给予半流质或流质饮食，避免坚果等较硬食物引起消化道出血的风险。 5. 均衡饮食，可同时摄入动物性食物和蔬菜，保证营养充分均衡。
3～4级：血小板计数＜50×10⁹/L。	◆ 及时就医，暂停使用 PARP 抑制剂，待血小板计数恢复至 75×10⁹/L 以上（不同药物有所区别，在医生指导下用药），下调一个剂量水平并恢复 PARP 抑制剂使用。	◆ 接受升血小板药物治疗，必要时输注血小板。	
如果停药较长时间（超过 28 天）血小板计数仍未能恢复至可用药水平，或减至用药最低剂量仍再次发生血小板减少。	◆ 停止用药。		

（3）中性粒细胞减少

不良反应	用药建议	处理建议	生活建议
1～2级：中性粒细胞计数降至（1.0～2.0）×10^9/L。	◆ 可在监测血常规的情况下继续使用 PARP 抑制剂。	◆ 定期监测血常规。	1. 注意减少感染发生可能性，避免去人流聚集场所，注意保暖，进食卫生、洁净食物。2. 均衡饮食，可同时摄入动物性食物和新鲜的蔬菜、水果等食物，保证营养充分均衡。3. 宜食用清淡、细软、易消化的食物，以维持排便通畅。4. 合理安排作息时间，劳逸结合，避免过度劳累及压力过大，保持乐观情绪。
3～4级：中性粒细胞计数 < 1.0×10^9/L。	◆ 及时就医，暂停使用 PARP 抑制剂，待中性粒细胞计数恢复至 1.5×10^9/L 以上（不同药物有所区别，在医生指导下用药），恢复原剂量或下调一个剂量水平恢复用药，恢复用药后每周监测中性粒细胞水平至平稳。	◆ 必要时在医生指导下使用重组人粒细胞集落刺激因子等升白治疗。	
如果停药较长时间（超过28天）中性粒细胞计数仍未恢复至可用药水平，或减至用药最低剂量仍再次发生中性粒细胞计数降低至 1.0×10^9/L 以下。	◆ 应停止用药。		

2. 非血液学不良反应处理原则

非血液学不良反应包括胃肠道不良反应、疲劳、头疼和失眠等。胃肠道不良反应最常见，其中恶心症状最明显，其他包括便秘、呕吐和腹泻；疲乏也是常见的不良反应，一般症状较轻，但持续时间较长，大多数通过休息和营养补充即可恢复。

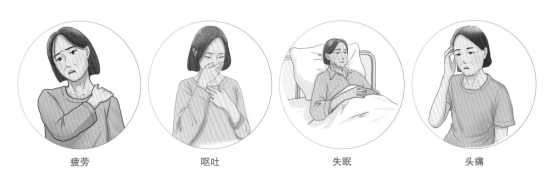

疲劳   呕吐   失眠   头痛

（1）胃肠道不良反应

不良反应	用药建议	处理建议	生活建议
1～2级：具体症状分级参见附录"药物不良反应快速查询"。	◆ 可在对症治疗、监护情况下继续使用PARP抑制剂。	◆ 对于恶心呕吐症状，可以参照化疗引起的胃肠道毒性的管理使用止呕药物，对于便秘或腹泻症状可分别适当使用番泻叶或洛哌丁胺等药物。	1. 如果有清晨恶心的症状，可在早上醒来的时候吃一些饼干，尽量避免食用辛辣、油腻和油炸等味道浓或刺激性食品。
3～4级：具体症状分级参见附录"药物不良反应快速查询"。	◆ 及时就医，暂停使用PARP抑制剂，至不良反应降至1级或缓解，恢复PARP抑制剂用药时要考虑减量（特别是第2次暂停用药后，需在医生指导下使用）。	◆ 3级及以上消化道症状可能引起水电解质紊乱，需要充分重视，及时就医进行包括营养支持、对症治疗等相应处理。	2. 睡前服用PARP抑制剂，这种服药策略可以一定程度减少恶心的不良反应，在睡前30～60分钟服用止呕药。 3. 规律合理饮食，营养均衡，多吃富含膳食纤维食品，培养定时排便的习惯。
3级恶心、呕吐或腹泻。	◆ 可以在药物控制下继续治疗。		4. 有腹泻症状的患者注意水分补充，多喝温水，补充糖盐水，同时注意补充维生素、盐分和矿物质，不要过度使用抗生素造成肠道菌群失调，症状严重者应及时就医。

（续）

不良反应	用药建议	处理建议	生活建议
如果停药较长时间（超过28天）经治疗后症状未能控制缓解，或PARP抑制剂剂量已降至最低不良反应仍持续的患者。	◆ 应停止用药。		5. 存在消化道症状的患者可少量多餐进食，全天吃5～6顿小餐，而不是3顿大餐。 6. 合理安排作息时间，劳逸结合，避免过度劳累及压力过大，保持乐观情绪。

（2）疲劳

不良反应	用药建议	处理建议	生活建议
1～2级：具体症状分级参见附录"药物不良反应快速查询"。	◆ 可在对症治疗、监护情况下继续使用 PARP 抑制剂。	1. 疲劳可能与其他疾病，如贫血、失眠、抑郁、焦虑或甲状腺功能低下有关，应首先评估其他可能潜在病因或疲劳原因，并给予干预，如有疼痛或抑郁症患者，应给予相应的止痛、抗抑郁治疗。	1. 尽可能消除疲劳的相关诱因，如改善贫血、血小板减少等。
3～4级：发生率＜3%，具体症状分级参见附录"药物不良反应快速查询"。	◆ 及时就医，暂停使用 PARP 抑制剂，至不良反应降至 1 级或缓解，恢复 PARP 抑制剂用药时要考虑减量（特别是第 2 次暂停用药后，需在医生指导下使用）。		2. 合理安排生活活动，如在一天精神体力充沛的时间段安排活动。
3. 午睡或休息片刻可能有助于缓解疲劳。
4. 进行非药物治疗，如按摩和心理咨询、正念治疗等，也可能有助于缓解疲劳。
如果停药较长时间（超过 28 天）疲劳症状难以控制，或剂量已减至最低不良反应仍持续的患者。	◆ 应停止用药。	2. 如果没有明显的疲劳原因，可暂时观察并参考采用生活建议。
3. 必要时进行药物干预。	5. 适当活动如散步、打太极等可能对部分患者有效。
6. 均衡饮食，合理充足的营养摄取。
7. 规律作息，建立利于睡眠的环境，优化睡眠及改善营养状况的治疗也有利于消除疲劳。

（3）其他

其他不良反应包括头痛、失眠、周围神经毒性，以及呼吸道不良反应包括呼吸困难、鼻咽炎、咳嗽，心血管不良反应包括高血压、心动过速和心悸，皮肤疾病等，发生概率均较低。对于上述非血液学不良反应的处理原则如下：1～2级不良反应，可在对症治疗、监护情况下继续使用 PARP 抑制剂；对 3 级及以上不良反应，需要暂停用药，待不良反应降至 1 级以下再恢复用药，并考虑减量，如症状难以控制，持续超过 28 天，或已减至最低剂量再次发生者终止用药。

PARP 抑制剂单独使用引起高血压的发生率非常低（不同药物有所区别，需要定期监测血压），但如果联合使用贝伐珠单抗等药物，高血压的发生率将大幅提高，需要患者严密监测，发生高血压应及时就医，在医生指导下用药处理。

所有 PARP 抑制剂都须在有抗肿瘤治疗经验的医生指导下用药，建议患者在每天大致相同时间点口服用药，应整片（粒）吞服，不宜咀嚼、压碎、溶解或掰断药片，进餐或空腹时均可服用。如果发生呕吐或漏服一次药物，不应追加剂量，应在第 2 天的常规时间正常服用下一次处方剂量。PARP 抑制剂起始剂量和减量方案及用法见第 36 页内容。

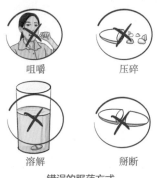

咀嚼　　　压碎

溶解　　　掰断

错误的服药方式

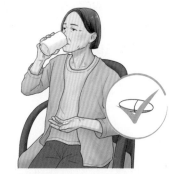

正确的服药方式：整片（粒）吞服

用药过程中的随访

随访应当贯穿卵巢癌疾病管理的整个过程。随访的目的在于了解患者的病情是否有进展或复发，督促患者及时服药，监控药物不良反应，并提供心理支持。与卵巢癌常规随访相比，服用 PARP 抑制剂的患者需要接受更密集的全血细胞计数检测，尤其是在服药的前 3 个月。检测的目的是为了监测药物治疗的血液毒性，帮助医生及时调整 PARP 抑制剂治疗方案。此外，服用尼拉帕利的患者还需要在治疗期间监测血压和心率。

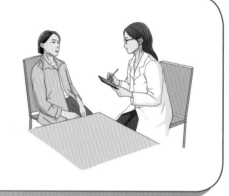

    建议服用 PARP 抑制剂的患者按照以下随访频率要求进行随访。但需注意，基于对患者病情的个体评估，医生可能调整随访计划，此时患者应严格按照医生要求进行随访。

不同 PARP 抑制剂的随访时间

随访时间	第1个月				第2个月				第3个月				第4~12个月	第2年起
	1周	2周	3周	4周	1周	2周	3周	4周	1周	2周	3周	4周		
奥拉帕利				○				○				○	◆ 每月 1次	◆ 按照卵巢癌常规随访计划进行：治疗后 2 年，2~4 个月 1 次；治疗后 3 年，3~6 个月 1 次；治疗 5 年后，每年 1 次
尼拉帕利	○	○	○	○	○	○	○	○				○		
氟唑帕利		○		○		○		○		○		○		
帕米帕利	○	○	○	○	○	○	○	○	○	○	○	○		

注 "○" 指需要随访的时间点。

5 PARP 抑制剂何时减量或停药 ▶▶

　　在 PARP 抑制剂维持治疗中，大部分患者会出现不同程
度的不良反应，其中最常见的是血液学和胃肠道不良反
应，多出现在服药的前期阶段（前 3 个月），之后不
良反应症状逐渐缓解。3 ～ 4 级血液学不良反应是
剂量调整、中断和停止用药的最主要原因。因不良
反应终止用药的患者比例一般在 10% ～ 15% 之间，
大部分患者可长期进行维持治疗；PARP 抑制剂大部分
的不良反应通过减量、支持治疗等方法可控制。

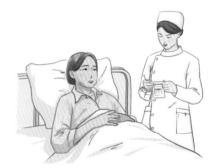

　　PARP 抑制剂减量包括治疗前减量、因不良反应而减量两种情况，停药的原因包括达到维
持治疗时间、对药物不耐受等。 ▲ 为了保证治疗的疗效和用药安全，患者需要在药物减量或
停药前咨询主治医生的意见，不得自行减量或停药。

PARP 抑制剂的减量

PARP 抑制剂减量是为了减轻治疗过程中可能发生的不良反应，保证患者的身体健康与生活质量。

1. 治疗前减量

部分肝功能损害或肾功能损害患者，用药时需注意减量。例如，在奥拉帕利说明书中，推荐中度肾功能损害（肌酐清除率 31 ～ 50 mL/min）服用剂量为 200 mg，每日两次。

2. 因不良反应而减量

治疗过程中若发生较严重的不良反应（包括 3 ～ 4 级不良反应或某些特定的不良反应，视具体服用的药物而定），需要患者暂停服用 PARP 抑制剂，监测相应指标，直至恢复到可接受的水平，详见第 14 页 "PARP 抑制剂不良反应及处理"。为避免不良反应再次发生，重新恢复用药时，医生可能会要求患者减量服用。

（1）根据血液学不良反应调整剂量

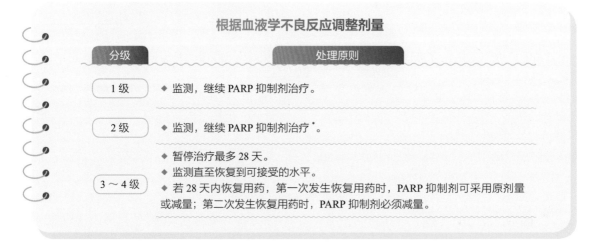

根据血液学不良反应调整剂量

分级	处理原则
1 级	◆ 监测，继续 PARP 抑制剂治疗。
2 级	◆ 监测，继续 PARP 抑制剂治疗[*]。
3 ~ 4 级	◆ 暂停治疗最多 28 天。 ◆ 监测直至恢复到可接受的水平。 ◆ 若 28 天内恢复用药，第一次发生恢复用药时，PARP 抑制剂可采用原剂量或减量；第二次发生恢复用药时，PARP 抑制剂必须减量。

[*]帕米帕利如发生血红蛋白 < 90 g/L，需暂停给药并直至恢复，恢复用药时需减量；尼拉帕利如发生血小板计数少于 100×10^9/L，需暂停给药并直至恢复，恢复用药可采用原剂量或减量；氟唑帕利如首次发生不伴发热的 3 级中性粒细胞减少，恢复用药可采用原剂量。

（2）根据非血液学不良反应调整剂量

胃肠道不良反应是 PARP 抑制剂的常见毒性作用，恶心、呕吐、便秘、腹泻、消化不良和腹痛的发生率均 > 10%。恶心是最常见的胃肠道不良反应，发生率为74% ~ 76%。

疲劳是常见的不良反应，见于 59% ~ 69% 的患者。虽然该毒性症状大部分为 1 ~ 2 级，3 级以上的疲劳症状发生于不到 3% 的患者，但可能会对患者的生活质量产生较大影响。

根据非血液学不良反应调整剂量

分级	处理原则
1 级	◆ 继续 PARP 抑制剂治疗，必要时对症处理。
2 级	◆ 继续 PARP 抑制剂治疗；如果经过对症治疗或预防性治疗后不良反应未得到控制，考虑中断治疗。
3 ~ 4 级	◆ 暂停 PARP 抑制剂治疗，直至降到 1 级以下；如果不良反应是恶心、呕吐或腹泻可以在药物控制下继续治疗；如果因不良反应导致治疗中断，在恢复治疗时应考虑减量（特别是在因同一不良反应，第二次发生给药中断后）。

PARP 抑制剂什么时候可以停药

1. 达到维持治疗时间

晚期卵巢癌一线维持治疗时，奥拉帕利服用 2 年，尼拉帕利服用 3 年。晚期卵巢癌二线维持治疗时，需要持续使用至疾病进展或药物不耐受。

2. 对药物不耐受

当发生不良反应需暂停用药时，如果剂量已减至最低，或暂停用药 28 天后，不良反应仍未恢复，则说明患者对药物不耐受，需终止用药。

3. 发生急性髓系白血病或骨髓增生异常综合征

有临床研究显示，PARP 抑制剂导致的急性髓系白血病（AML）或骨髓增生异常综合征（MDS）发生率一般为 0 ～ 8%。如果发现原因不明或持续的全血细胞减少，应转诊至血液科，以排除营养缺乏或病毒感染等其他原因。一旦确诊 AML 或 MDS，应立即停药，进行 AML 或 MDS 的相应治疗。

PARP 抑制剂漏服该怎么办

如果呕吐或漏服一剂，不应追加剂量，在第 2 天的常规时间服用下一次处方剂量即可。

剂量调整原则

不同 PARP 抑制剂的剂量调整原则可参照以下内容，具体操作方法请遵医嘱。

PARP 抑制剂起始剂量和减量方案及用法

药物	起始剂量	第 1 次减量	第 2 次减量	第 3 次减量
奥拉帕利	300 mg，2 次 / 天	250 mg，2 次 / 天	200 mg，2 次 / 天	停药
尼拉帕利（体重≥ 77 kg 且基线血小板计数≥ 150×10^9/L）	300 mg，1 次 / 天	200 mg，1 次 / 天	100 mg，1 次 / 天	停药
尼拉帕利（体重< 77 kg 或者基线血小板计数< 150×10^9/L）	200 mg，1 次 / 天	100 mg，1 次 / 天	停药	
氟唑帕利	150 mg，2 次 / 天	100 mg，2 次 / 天	50 mg，2 次 / 天	停药
帕米帕利	60 mg，2 次 / 天	40 mg，2 次 / 天	20 mg，2 次 / 天	停药

PARP 抑制剂耐药或者无效的判断标准

由于各种原因，PARP 抑制剂不总是有效的。当口服 PARP 抑制剂仍然出现卵巢癌疾病进展或复发时，医生可认为患者对 PARP 抑制剂出现了耐药或者无效的情况。患者这时可能会感到与卵巢癌进展、复发相关的症状，如骨盆或腹部疼痛或肿胀、体重下降、胃部不适、便秘、进食或排便困难，以及感觉饱得很快、疲劳、经常或迫切需要排尿，或扪及身体上新生的包块等。

当然，医生也会建议患者定期或必要时复查以便了解

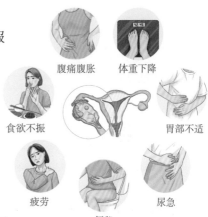

卵巢癌进展或复发的常见症状

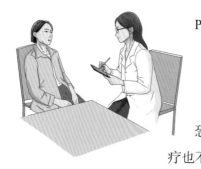

PARP 抑制剂的疗效。通过抽血查 CA125 指标，或对胸部、腹部和盆腔进行 CT、MRI、PET 或 PET/CT 扫描检查也能够及时发现卵巢癌进展或复发，从而判断此时服用 PARP 抑制剂是否有效。值得注意的是，不要为单纯的 CA125 升高而过于焦虑和恐慌，炎症等因素也可能导致 CA125 的升高，而且立即进行治疗也不总是有益的。

总之，建议患者与医生及时进行沟通，报告相关不适并进行辅助检查，将有助于及时发现 PARP 抑制剂耐药或者无效，以便做出后续处理。

PARP 抑制剂耐药或者无效患者的后续管理

当出现耐药或无效后，继续以原方案口服 PARP 抑制剂对卵巢癌患者的帮助可能就不大了，此时患者需要与医生沟通，决定下一步治疗方案。

如果经医生的评估，卵巢癌的进展或复发表现为单个、可切除的病灶，而患者的身体条件允许的话，医生可能会建议患者再次进行手术，术后进行辅助治疗，这将有助于延长患者的生存。医生还将评估患者之前化疗方案的有效性和安全性，与患者共同决定下一步是否继续采用化疗，以及采用何种化疗方案，部分患者还有可能接受放射治疗等其他治疗方案。此外，PARP 抑制剂耐药也并不代表不能再使用这种药物，联合其他类型的药物（如抗血管生成药物或免疫检查点抑制剂）可能有助于克服 PARP 抑制剂耐药问题。

临床试验的益处

☑ 符合医学伦理
☑ 试验药物充裕
☑ 尝试新药
☑ 额外补贴，如交通费
☑ 提供保险保障
☑ 专业人员提供诊治和随访
☑ 患者随时可选择退出

除常规治疗外，患者还可以选择加入药物临床试验。这些新型药物虽然有效性和安全性仍未确定，却较常规治疗更有可能给进展、复发的卵巢癌患者带来额外获益，甚至可能是患者唯一的希望。毕竟所有的临床试验都是通过专门保障患者利益的医学伦理委员会集体讨论通过的，而临床试验的设计也是依据前期研究的大量数据能够支持患者获益，才有可能投入巨额的资金来开展该试验，同时，绝大多数临床试验药物是免费的，能够解决本就负担沉重的卵巢癌患者家庭的巨大经济压力，还可以尝试临床不可及的新药，享受抽血和交通等补贴，并且还有保险作为保障。更重要的是，临床试验中通常由领域内的专家提供治疗，并有专业的临床试验协调员做一对一的指导，用药过程中能及时发现问题并得到处理。当疾病进展时，患者可以及时退出临床试验进入下一线治疗。这些都能使患者多方面获益，因此，许多临床医生及卵巢癌专业医学会鼓励 PARP 抑制剂耐药或者无效的患者加入到药物临床试验中。此类患者可以向医生了解具体情况，选择加入合适的临床试验。

这些后续治疗方案并非绝对有效或者一成不变，患者根据自身情况可经历部分或全部治疗。医患团结协作，依据每位患者的疾病特点和身体状况，选择效果更好、毒性更小的后续用药及管理方案，将有助于提升患者的生存质量，延长有意义的生命。

膳食建议

根据《中国居民膳食指南（2022）》提示，坚持以谷类为主的平衡膳食模式，具体内容如下。

1. 每天的膳食应包括谷薯类、蔬菜水果、畜禽鱼蛋奶和豆类食物。

2. 培养清淡饮食习惯，少吃高盐和油炸食品。

3. 部分 PARP 抑制剂（奥拉帕利及氟唑帕利）治疗期间避免食用西柚、西柚汁、酸橙和酸橙汁，详见第 42 页"食物配伍禁忌"。

4. 杜绝饮酒及吸烟。

5. 诊断为晚期卵巢癌的患者发生营养不良的风险较高，应常规于营养科就诊，进行营养不良风险筛查和营养评估。

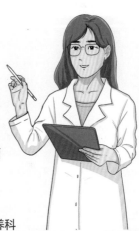

▎▎ 食物配伍禁忌

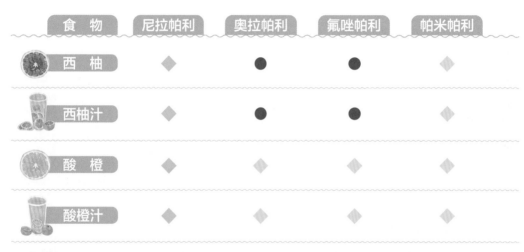

食　物	尼拉帕利	奥拉帕利	氟唑帕利	帕米帕利
西　柚	◆	●	●	◆
西柚汁	◆	●	●	◆
酸　橙	◆	◆	◆	◆
酸橙汁	◆	◆	◆	◆

注 ● 红色图标为说明书中提及的避免服药期间同时食用的食物； ◆ 色图示代表共用相关代谢途径可能导致药物浓度变化，提醒注意食用的量，尽量少食； ◆ 绿色表示不共用代谢途径，预期无明显相互作用的食物。

PARP 抑制剂药物配伍禁忌

　　不同的 PARP 抑制剂的代谢途径不同，尼拉帕利主要通过羧酸酯酶代谢，奥拉帕利、氟唑帕利和帕米帕利主要通过细胞色素 P450 酶途径（CYP）代谢。其中奥拉帕利和氟唑帕利通过 CYP3A 酶代谢，帕米帕利主要通过 CYP2C8 和 CYP3A 酶代谢。因此，在使用奥拉帕利和氟唑帕利时，需要注意其与 CYP3A 抑制剂、诱导剂的相互作用，详见第 44 页
"PARP 抑制剂药物配伍禁忌查询"。帕米帕利与强效 CYP3A 诱导剂（利福平）合用导致暴露量降低，与 CYP3A 抑制剂合用无须调整剂量，而与 CYP2C8 抑制剂或诱导剂合用尚无数据，应该慎用。尼拉帕利与其他药物的相互作用较少，但亦缺乏相关数据。

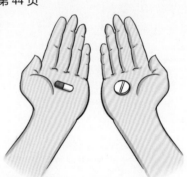

　　"PARP 抑制剂药物配伍禁忌查询"内容中罗列了各类与 PARP 抑制剂存在相互作用的药物，可以帮助患者快速查询药物配伍禁忌。

// PARP 抑制剂药物配伍禁忌查询

1. 奥拉帕利

（1）避免与强效或中效 CYP3A 抑制剂同时使用。如果必须合并使用强效或中效 CYP3A 抑制剂，则需调整奥拉帕利剂量，在医生指导下减量。如果必须合并使用强效 CYP3A 抑制剂，推荐将本品剂量减至 100 mg（1 片 100 mg 片剂），每日 2 次（相当于每日总剂量为 200 mg）。如果必须合并使用中效 CYP3A 抑制剂，推荐将本品剂量减至 150 mg（1 片 150 mg 片剂），每日 2 次（相当于每日总剂量为 300 mg）。

- 强效 CYP3A 抑制剂：克拉霉素、酮康唑、伏立康唑、奈法唑酮、伊曲康唑、泰利霉素、泊沙康唑、利托那韦、洛匹那韦/利托那韦、茚地那韦、沙奎那韦、奈非那韦、波西普韦、特拉匹韦。

- 中效 CYP3A 抑制剂：阿瑞匹坦、环丙沙星、克唑替尼、氟康唑、安瑞那韦、达芦那韦/利托那韦、阿扎那韦、地尔硫卓、红霉素、福沙那韦、伊马替尼、维拉帕米。

（2）避免与强效或中效 CYP3A 诱导剂同时使用。如果必须合并使用强效或中效 CYP3A 诱导剂，则可能降低奥拉帕利的疗效。

- 强效 CYP3A 诱导剂：利福平、苯妥英、卡马西平、圣·约翰草。

- 中效 CYP3A 诱导剂：波生坦、依非韦伦、依曲韦林、莫达非尼、萘夫西林。

2. 氟唑帕利

（1）避免与强效 CYP3A4 抑制剂同时使用。如果必须合并使用强效 CYP3A4 抑制剂，则需停用氟唑帕利。

- 强效 CYP3A4 抑制剂：博西泼韦、考比司他、丹诺普韦、利托那韦、埃替格韦、茚地那韦、伊曲康唑、酮康唑、洛匹那韦、帕利瑞韦、奥比他韦、达萨布韦、泊沙康唑、沙奎那韦、特拉普韦、替拉那韦、泰利霉素、醋竹桃霉素、伏立康唑、克拉霉素、依达拉西布、奈法唑酮、奈非那韦等。

（2）避免与中效 CYP3A4 抑制剂同时使用。如果必须合并使用中效 CYP3A4 抑制剂，则需降低剂量；建议在医生指导下，下调氟唑帕利剂量至 50 mg。

- 中效 CYP3A4 抑制剂：阿瑞匹坦、环丙沙星、考尼伐坦、克唑替尼、环孢素、地尔硫卓、决奈达隆、红霉素、氟康唑、氟伏沙明、伊马替尼、托非索泮、维拉帕米等。

（3）避免与强效和中效 CYP3A4 诱导剂同时使用。如果必须合并使用强效 CYP3A4 诱导剂，则可能降低氟唑帕利的疗效。

- 强效 CYP3A4 诱导剂：阿帕他胺、卡马西平、恩扎卢胺、米托坦、苯妥英钠、利福平、贯叶连翘等。

- 中效 CYP3A4 诱导剂：波生坦、依非韦伦、依曲韦林、苯巴比妥和扑米酮等。

注 ● 红色图标为说明书中提及的避免联合应用的药物。

药物不良反应快速查询

根据通用不良反应术语标准（CTCAE分级5.0）规定，药物不良反应分级如下。

分级	1 级	2 级	3 级	4 级
严重程度判断	◆ 无或轻度临床症状，部分需要进行临床检查发现	◆ 有明显自觉症状，但对日常生活影响不大	◆ 症状严重，日常活动受到限制，暂不危及生命	◆ 危及生命
对应处理方案	◆ 无须治疗，可自行缓解，建议自我监测	◆ 需要干预，简单治疗可好转	◆ 立即就医，需要停药或更改治疗方案	◆ 需紧急治疗

　　当药物不良反应的严重程度为 1 ~ 2 级时，患者可以自行监测或者自行使用既往医生开具的相关药物简单处理。当药物不良反应的严重程度 ≥ 3 级时，患者则需要停止使用 PARP 抑制剂立即就医，接受医生治疗。为了患者可以快速地判断 PAPR 抑制剂服药期间药物不良反应的严重程度，选择正确的应对方案，后续将常见的不良反应列表，并通过不同的颜色区分其严重程度（橙色、红色代表立即就医，黄色代表需要干预，绿色代表可以自我监测）。

PARP 抑制剂药物不良反应快速查询

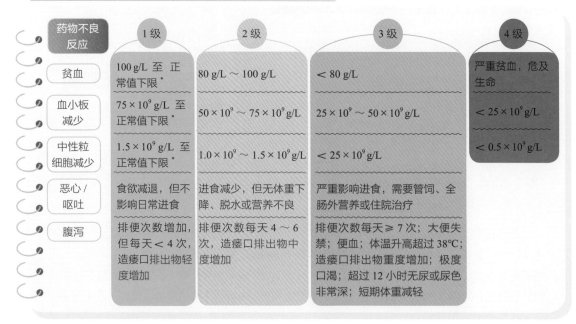

药物不良反应	1 级	2 级	3 级	4 级
贫血	100 g/L 至 正常值下限 *	80 g/L ～ 100 g/L	< 80 g/L	严重贫血，危及生命
血小板减少	75×10^9 g/L 至正常值下限 *	$50 \times 10^9 \sim 75 \times 10^9$ g/L	$25 \times 10^9 \sim 50 \times 10^9$ g/L	$< 25 \times 10^9$ g/L
中性粒细胞减少	1.5×10^9 g/L 至正常值下限 *	$1.0 \times 10^9 \sim 1.5 \times 10^9$ g/L	$< 25 \times 10^9$ g/L	$< 0.5 \times 10^9$ g/L
恶心 / 呕吐	食欲减退，但不影响日常进食	进食减少，但无体重下降、脱水或营养不良	严重影响进食，需要管饲、全肠外营养或住院治疗	
腹泻	排便次数增加，但每天 < 4 次，造瘘口排出物轻度增加	排便次数每天 4 ～ 6 次，造瘘口排出物中度增加	排便次数每天 ≥ 7 次；大便失禁；便血；体温升高超过 38℃；造瘘口排出物重度增加；极度口渴；超过 12 小时无尿或尿色非常深；短期体重减轻	

注 * 每个实验室的正常值略有差别。

药物不良反应	1 级	2 级	3 级
便秘	有时出现，使用饮食调整，大便软化剂，缓泻剂或者灌肠可以缓解	需要持续使用缓泻剂或者灌肠	顽固性便秘，缓泻剂或者灌肠不能改善
腹痛	轻度，偶尔出现，可以忍受	中度，影响日常生活	重度，影响自理
疲乏	休息可以缓解	休息无法缓解，日常活动受限	无法自理

专业名词查询

1. ◆ 基因突变：指基因在结构上发生碱基对组成或排列顺序的改变。

2. ◆ 同源重组修复（homologous recombination repair，HRR）：DNA 损伤修复方式之一，是维持基因组完整性确保遗传信息高保真传递的一种 DNA 修复机制。

3. ◆ 同源重组缺陷（homologous recombination deficiency，HRD）：通常指细胞水平上的同源重组修复功能障碍，参与修复的基因突变导致，常存在于多种恶性肿瘤中，其中在卵巢癌、乳腺癌、胰腺导管癌、前列腺癌等肿瘤中尤其突出。

4. ◆ 药物 - 药物相互作用（drug-drug interaction，DDI）：指患者同时或在一定时间内由先后服用两种或两种以上药物后所产生的复合效应，可使药效加强或副作用减轻，也可使药效减弱或出现不应有的毒副作用。

5.
◆ 抑癌基因：也称肿瘤抑制基因，是一类存在于正常细胞内可抑制细胞生长并具有潜在抑癌作用的基因。

6.
◆ 胚系突变：指在人的胚胎发育期已经携带的变异，通常遗传自父母，存在于生殖细胞内具有遗传性，构成人与人的遗传多样性。

7.
◆ 体细胞突变：指患者某些组织或器官发生后天性体细胞变异，虽然不会遗传给后代个体，却可以通过细胞分裂，遗传给下一代细胞。体细胞突变对肿瘤的发生发展有关键性的作用，并且也是制定肿瘤靶向治疗措施的关键所在。

8.
◆ 药物耐受：当反复使用某种药物时，机体对该药物的反应性减弱，药效降低；为达到与原来相等的反应和药效，就必须逐步增加用药剂量，这种叠加和递增剂量以维持药效作用的现象，即药物耐受。